AF494224

CAUSES GÉNÉRALES

DE LA VIEILLESSE,

DE LA MORT SÉNILE

ET DU DÉVELOPPEMENT DE LA TAILLE

DANS LES ANIMAUX.

EXPÉRIENCES QU'IL SERAIT RATIONNEL D'EXÉCUTER
POUR SAVOIR JUSQU'A QUEL POINT IL EST POSSIBLE DE FAVORISER
LE DÉVELOPPEMENT DE LA TAILLE
ET DE RECULER LES BORNES DE LA VIE

PAR

M. ÉDOUARD-ROBIN.

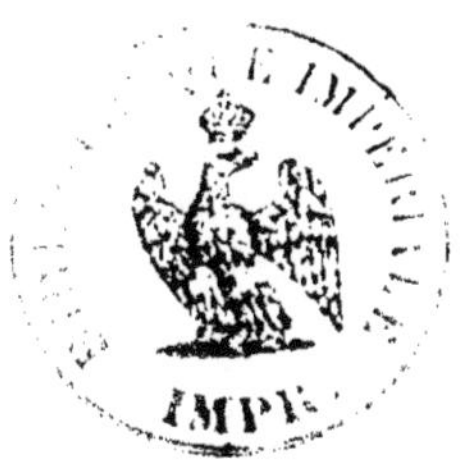

Dans le voyage de la vie, les hommes, riches ou pauvres, humbles ou puissants, sots ou capables, ignorants ou savants, s'engagent dans une même route qu'ils savent devoir conduire inévitablement à l'immense abîme de la mort, où doit s'anéantir leur existence. Bien qu'à différentes époques, les plus éminents par leur savoir, par leur talent, aient fait connaître qu'il y aurait lieu de chercher une autre route : ils sont restés sourds, comme s'il s'agissait d'intérêts étrangers, et *l'esprit de routine* ne leur a jamais permis de rien entreprendre, de rien aider pour étudier seulement la question de savoir jusqu'à quel point il serait possible, en modifiant le trajet, de retarder la catastrophe finale. (ÉDOUARD-ROBIN, *Documents sur la vieillesse et le développement de la taille.*)

PARIS

CHEZ J.-B. BAILLIÈRE

LIBRAIRIE DE L'ACADÉMIE IMPÉRIALE DE MÉDECINE, RUE HAUTEFEUILLE, 19

GERMER-BAILLIÈRE, libraire-éditeur, rue de l'École-de-Médecine, 17

A LONDRES, chez H. BAILLIÈRE, 219, Regent-Street

A MADRID, chez C. BAILLY-BAILLIÈRE, calle del Principe, 11

MARS 1854

OUVRAGES DU MÊME AUTEUR QUI SE TROUVENT CHEZ LE MÊME LIBRAIRE :

Philosophie chimique, ou Chimie expérimentale et raisonnée, première méthode par laquelle les faits se déduisent de lois générales, au lieu d'être exposés comme des faits sans liaison qu'il faut apprendre de mémoire ou ignorer ; appliquée à la médecine et aux arts. — 4e édition, revue, corrigée, considérablement augmentée, contenant des lois nouvelles et la composition rationnelle des composés binaires.

Rôle de l'oxygène dans la respiration et la vie des végétaux et dans la statique des engrais; cause essentielle de l'influence exercée par la chaleur dans la végétation; indication d'une nouvelle branche de culture; statique de l'oxygène et de la chaleur atmosphériques. — Paris, 1852. Prix : 1 fr. 50.

Mode d'action des anesthésiques par inspiration; moyens de prévoir quels agents peuvent en jouer le rôle, d'en composer de nouveaux et de modifier leurs propriétés suivant les indications. — Paris, 1852. Prix : 1 fr. 25.

Précis élémentaire de chimie minérale et organique, expérimentale et raisonnée. — Première méthode par laquelle les faits se déduisent de lois générales, au lieu d'être exposés comme des faits sans liaison qu'il faut apprendre de mémoire ou ignorer. — En vente : la première partie. (La 2e paraîtra en avril 1854.)

Loi nouvelle régissant les propriétés chimiques, et permettant de prévoir, sans l'intervention des affinités, l'action des corps simples sur les composés binaires, spécialement par voie sèche. Nouvelle théorie de la fusion aqueuse et du mode d'action de la chaleur dans la fusion, la volatilisation et la décomposition. Propriétés chimiques fondamentales : stabilité et solubilité. Documents. Paris, 1853. Prix : 2 fr.

L'Albuminurie dans ses rapports avec l'hématose. **L'Éclampsie des femmes enceintes** : Nouvelle interprétation de ses causes, de ses accès, de ses suites et de son traitement. Mode d'action général des agents employés dans la médication des maladies nerveuses et des maladies inflammatoires. Paris, 1854. Prix : 1 fr. 25.

Paris. — Imprimerie d'E. Duverger, rue de Verneuil, 6.

AU SAVANT AUTEUR DE LA TÉRATOLOGIE,

M. ISIDORE GEOFFROY-SAINT-HILAIRE,

PROFESSEUR DE ZOOLOGIE AU MUSÉUM D'HISTOIRE NATURELLE DE PARIS,

MEMBRE DE L'INSTITUT DE FRANCE (ACADÉMIE DES SCIENCES), ETC.,

HOMMAGE

DE RECONNAISSANCE ET DE HAUTE CONSIDÉRATION,

ÉDOUARD-ROBIN.

PREMIER MÉMOIRE.

(Il a été présenté à l'Académie des sciences le 17 janvier 1853.)
Commissaires : MM. Magendie, Payen, Gaudichaud.

Causes générales de la vieillesse et de la mort sénile. Moyens qu'il semblerait rationnel de mettre en usage pour savoir jusqu'à quel point il est possible de reculer les bornes de la vie. Caractère zoologique permettant de prévoir, en général, l'activité des fonctions de la vie.

Art. 1. — *Causes générales de la vieillesse et de la mort sénile.*

§ 1. — Dans plusieurs de mes précédents Mémoires, j'ai cherché à faire connaître la cause première des phénomènes physiques de la vie tant chez les animaux que chez les végétaux; je tente aujourd'hui de pénétrer les mystères de la vieillesse et de la mort sénile des animaux.

La combustion, nécessaire à la naissance et à l'activité de la vie, me paraît être encore, mais par son détritus, la cause générale qui impose un terme à l'existence, et rend nécessaires la vieillesse et la mort sénile.

Pendant la vie des animaux, si l'oxygène humide exerce une combustion incessante sans altérer le mécanisme, c'est, comme je l'ai dit dans un autre Mémoire, parce que l'action a lieu sur des matériaux qui, en se renouvelant, parviennent à soutenir l'activité de la combustion[1]. Il faut dès lors que plus est considérable la quantité de combustion opérée par l'oxygène humide, plus soit considérable la quantité de combustible qu'il ait à consommer ; ce qui revient à dire, il faut qu'il y ait un rapport constant entre l'intensité de la combustion et l'abondance de l'alimentation.

Ayant examiné l'influence que les températures extérieures différentes, la taille plus ou moins développée, l'exercice, l'âge, les sexes apportent dans l'activité de la

(1) Voir mon Mémoire sur le *Rôle de l'oxygène dans la respiration et la vie des végétaux*, etc. Paris, 1852, chez J.-B. Baillière.

combustion et les besoins de l'alimentation, ayant comparé en outre les animaux à sang froid, appareils de combustion généralement faible, aux animaux à sang chaud, appareils de combustion puissante, j'ai été conduit à admettre que le rapport entre l'activité de la combustion et l'abondance de l'alimentation, est un fait qui se présente dans toute la série des animaux. (*Voir* les documents.)

§ 2. — Animal ou végétal, l'aliment, le combustible que les animaux sont obligés de prendre d'autant plus abondamment que, siéges d'une combustion plus intense, ils le consomment plus rapidement, ne fait pas qu'entretenir le mécanisme et fournir les matériaux de l'accroissement; il est chargé de matières minérales qu'il transporte et que la combustion lui fait abandonner dans les différentes parties de l'appareil.

Les boissons que les animaux ingèrent, l'air qu'ils respirent transportent aussi dans l'économie plus ou moins de matières minérales [1]. Le rôle de ces matières est d'une

(1) Comme l'observe avec raison un savant agronome, M. Boussingault, l'eau ingérée par les animaux fournit une quantité de sels calcaires et alcalins qui n'est pas à négliger quand on cherche à apprécier dans leur ensemble les matériaux qui concourent à la nutrition.

Abreuvés par une eau aussi pure que l'est celle du puits artésien de Grenelle, un cheval, une vache, qui boivent dans un jour 16 à 50 litres d'eau, prendraient encore 2 gram.,3 à 7 grammes de sels dans lesquels dominerait le carbonate de chaux.

Une eau moins pure introduirait une proportion de sels bien plus élevée. La Beuvrone, par exemple (petite rivière qui va se jeter dans la Marne au-dessous d'Anet), en fournirait dans les mêmes circonstances 9 grammes et 26 grammes dont la moitié serait du carbonate calcaire. Ce sont là des minima, car il s'agit ici d'eaux filtrées.

L'eau des puits de Paris contient aussi une proportion considérable de sulfate de chaux. Il est vrai qu'elles ne servent pas comme boisson, mais on les emploie dans la confection du pain. L'eau d'Arcueil, qui pourtant renferme 0,15 grammes du même sel, sert et au même usage et comme boisson.

Les eaux troubles tiennent souvent en *suspension* une quantité de matières terreuses supérieure à celles qui sont dissoutes. Dans une expérience faite sur une vache laitière, M. Boussingault a constaté que les substances minérales prises avec l'eau de l'abreuvoir s'élevaient à 50 grammes par jour.

extrême importance dans la vie des animaux. Elles ne servent pas seulement à l'organisation, à la nutrition; mais, avec le temps, et surtout à partir du moment où elles ne trouvent plus leur emploi dans la consolidation du squelette, elles incrustent et minéralisent plus ou moins les diverses pièces du mécanisme.

D'après ce que nous apprennent les recherches anatomiques, un nombre considérable de vaisseaux qui existaient chez l'enfant disparaît avec le temps. La rapidité de la disparition augmente avec l'âge, et quelquefois les injections anatomiques montrent que la plupart des capillaires artériels sont tout à fait oblitérés chez les vieillards.

Les gros vaisseaux, leurs valvules, les vaisseaux lymphatiques, les glandes conglomérées, les tendons, les membranes, participent plus ou moins à l'incrustation.

Pendant de longues années passées à la Salpêtrière, M. le professeur Rostan a fort souvent constaté que l'ossification des valvules sygmoïdes de l'aorte, et assez fréquemment des valvules auriculo-ventriculaires, comme aussi celle des parois artérielles elles-mêmes, existe chez presque tous les sujets avancés en âge, et constitue pour eux un état naturel, rendant la circulation difficile. (*Gazette des Hôpitaux*, 25 juillet 1846.)

D'après l'observation générale, la chair des animaux est d'autant plus dure qu'ils sont plus âgés.

Les analyses d'un chimiste belge, M. Martens, présentent comme croissant avec l'âge la proportion des matières *minérales insolubles* contenues dans les tissus du cœur de l'homme.

« Toutefois, ajoute ce savant, il est douteux que, même dans le cas le plus favorable, la chaux apportée par la boisson suffise pour alimenter le système osseux d'un animal en voie de croissance; mais chez les adultes, la résorption des éléments des os paraît s'effectuer avec une telle lenteur, d'après les recherches de M. Flourens, qu'on trouvera probablement qu'il ne faut qu'une dose très limitée de principes calcaires pour réparer les pertes qu'elle occasionne. » M. Boussingault. t. II, p. 459.

L'augmentation est lente jusqu'à 40 ans environ. A partir de là, elle devient assez rapide. Elle a été :

De 12 à 42 ans, dans le rapport de 226 à 261;
De 42 à 60 ans, — — 261 à 360;
De 69 à 84 ans, — — 360 à 433.

Les analyses suivantes, effectuées par M. de Bibra sur les cendres provenant de l'incinération de la chair musculaire de divers animaux vertébrés, conduisent à un résultat analogue.

	Cendres p. 100 de viande sèche.	Chlorure de sodium.	Sulfate de soude.	Phosphates alcalins.	Phosphates terreux et fer.	Carbonate de soude.
Homme de 59 ans.						
Muscles pectoraux..	....	traces	11,40	69,03	19,57	....
Cœur..............	....	3,48	4,26	63,68	28,58	....
Homme de 30 ans.						
Muscles...........	....	10,30	1,72	72,95	15,03	....
Femme de 36 ans.						
Muscles pectoraux..	4,80	13,44	1,86	63,58	21,12	....
Cœur.............	3,61	5,33	traces	84,14	10,53	....
Enfant âgé d'une semaine.						
Muscles...........	....	6,33	2,04	88,44	10,19	....
Poule âgée de 4 ans.						
Chair musculaire...	3,14	1, 3	....	86, 7	12, 0	....
Poule âgée de 13 ans.						
Chair musculaire...	4,31	traces	....	87, 1	12, 9	....

§ 5. — Cette incrustation produite par les matières minérales insolubles que l'aliment transporte dans l'économie, et que la combustion surtout le contraint d'abandonner, me paraît être la cause qui rend nécessaires la vieillesse et la mort sénile. L'alimentation ordinaire n'entretiendrait la vie qu'à la condition de la détruire.

Par suite de l'incrustation, de la minéralisation que le détritus détermine dans l'organisme, le sternum arrive à ne plus former qu'une seule pièce osseuse. Les cartilages sternaux participent à l'ossification. Soudées pour ainsi dire au sternum, les côtes n'éprouvent plus qu'imparfaitement le double effet d'élévation et de torsion nécessaire et au complet agrandissement dont la poitrine est susceptible, et à l'expiration parfaite : les ligaments des articulations postérieures des côtes eux-mêmes, devenus rigides, rendent plus difficiles encore les mouvements respiratoires. Ainsi, la respiration devient de plus en plus rare, de plus en plus lente, de moins en moins étendue : elle arrive à être presque entièrement diaphragmatique.

D'autre part, l'ossification des vaisseaux et de leurs valvules, la diminution de calibre des artères, la déchirure des parois des vésicules et l'agrandissement des cellules pulmonaires, l'oblitération des capillaires et la diminution dans la quantité de ceux qui restent libres, rendent la circulation de plus en plus difficile [1] et diminuent la surface respiratoire.

Enfin, l'espèce d'atonie des bronches, leur état catarrhal habituel, entretiennent les ramuscules bronchiques, les vésicules pulmonaires tapissés de mucosités qui, s'opposant plus ou moins à l'absorption de l'oxygène, contribuent à la diminution de l'hématose.

L'air se mettant ainsi de moins en moins abondamment en contact avec le sang, ce liquide devient moins artérialisé, plus foncé en couleur. Il engorge le système veineux jusqu'à un certain point, comme dans l'état d'asphyxie.

Ces faits résultent d'observations appartenant à la science, mais restées sans explication.

Conformément à ce qui précède, une combustion graduellement moins abondante se produit à partir de l'*âge de retour*.

Les expériences de MM. Andral et Gavarret le montrent en effet : « Chez l'homme, la quantité d'acide carbonique exhalé va sans cesse croissant de 8 à 50 ans, et cet accroissement continu devient subitement très grand à l'époque de la puberté. A partir de 50 ans, l'exhalation

(1) La fréquence du pouls diminue d'une manière très notable chez les vieillards : en général, le sujet qui présentait 75 pulsations par minute dans le moyen âge, n'en offre plus que 70 à 65 dans l'âge plus avancé, et 60 à 50 dans l'extrême vieillesse.

d'acide carbonique commence à décroître, et ce décroissement a lieu par degrés d'autant plus marqués que l'homme s'approche davantage de l'extrême vieillesse, à tel point qu'à la dernière limite de la vie, l'exhalation d'acide carbonique par le poumon peut redevenir ce qu'elle était vers l'âge de 8 ans. » *Annal. de Chim. et de Physiq.*, 3ᵉ série, t. 8, p. 148.

Ils ont trouvé que la moyenne de carbone brûlé en une heure[1] :

Entre 15 et 20 ans.	s'élève à	10 gram.	,8 ;
De 20 à 30 ans.	—	12	,2 ;
De 30 à 40 ans.	descend à	11	,0 ;
De 40 à 60 ans.	n'est plus que de	10	,1 ;
De 60 à 80 ans.	— —	9	,2 ;
Et sur un vieillard de 102 ans, la consommation de carbone	n'était que de	5 gram.	,9 .

Les variations que la température animale subit avec l'âge confirment les variations de la combustion. Chez les vieillards, les extrémités sont plus ou moins froides, et la température générale est plus basse que celle des adultes. D'après W. Edwards, elle serait en général de 35 à 36° chez les sexagénaires, de 34 à 35° chez les octogénaires, tandis qu'elle est de 37° 14 environ chez l'adulte.

Enfin, des expériences récentes, dues à M. Dechambre et à mon ancien élève, M. A. Reynoso, donnent une autre preuve de la diminution de combustion chez les vieillards : le sucre, dont la présence dans le sang artériel, et par suite dans les urines, est un indice de combustion moindre, se trouve constamment dans celles des vieillards. Avec le ralentissement de la combustion diminuent, outre la production de chaleur, la production d'électricité, la production de fluide nerveux, partant la sensibilité et la contractilité, la

(1) Dans leurs expériences, MM. Andral et Gavarret considèrent comme carbone brûlé, celui qui est représenté par l'acide carbonique exhalé ; ils n'ont pas constaté l'absorption d'oxygène, mais seulement l'exhalation d'acide carbonique.

force et la vitesse des mouvements, l'activité générale de la vie, puisque, dans les animaux, l'activité de la vie se tient en rapport avec l'activité de la combustion [1].

Le ralentissement, et, dans certains points, l'absence de nutrition, entraînent la diminution de volume des nerfs, et même la disparition de ramuscules.

Affaiblie par ces différentes causes, et peut-être encore altérée dans ses conducteurs, l'action nerveuse contribue à son tour à la diminution de combustion.

S'aidant mutuellement dans l'œuvre de destruction, les phénomènes augmentent progressivement d'intensité, jusqu'à ce qu'enfin un léger souffle vienne éteindre la flamme de la vie peu à peu privée de son éclat, de sa puissance, par les détritus insolubles de la combustion.

On a vu, je le sais, des hommes d'un grand âge chez lesquels n'avaient pas eu lieu les phénomènes d'incrustation, et l'observation a été faite sur le corps de personnes qui avaient atteint cet âge sans manifester les caractères de la vieillesse. Ce n'est pas là une exception, c'est une confirmation de la règle. Le fait montre, d'une part, que l'incrustation, bien que s'opérant, en général, d'une manière régulière quand on considère l'ensemble des individus, présente pourtant des variétés assez étendues, et qui ne sont pas extrêmement rares. Il montre, d'autre part, que, conformément à la théorie exposée, la décrépitude, toujours en rapport direct avec l'incrustation, est alors retardée; en sorte qu'un homme âgé n'est pas nécessairement un vieillard ; il ne le devient qu'autant que s'opère en lui l'incrustation habituelle.

Quant aux causes de ces variations dans l'activité de l'incrustation, elles peuvent être de plusieurs sortes. En voici une : l'incrustation qui détermine la vieillesse est sous la dépendance de la respiration, de l'activité de l'hé-

(1) Voir mon Mémoire sur le *Rapport entre l'activité de la vie et l'activité de la combustion*, *Revue scientifique*, t. XXXVI, année 1849.

matose; l'activité de l'hématose présente des variations notables même dans l'espèce humaine; elles ont lieu non-seulement suivant la taille, mais encore chez des individus de même taille : l'incrustation liée à une hématose variable dans son intensité, devait souvent offrir des variations proportionnelles.

§ 4. — Un fait général me paraît donner une sanction importante à la manière de voir exposée concernant les causes de la vieillesse. Comme cela devrait être si la thèse que je soutiens est vraie, la vie est d'autant plus courte, les phénomènes de la vieillesse d'autant plus précoces, dans l'ensemble des animaux, que les nécessités de la combustion contraignent à introduire dans le mécanisme plus d'aliments, partant plus de matière minérale incrustante.

Chez les animaux d'un même ordre, à sang froid ou à sang chaud, mais ayant un cœur, la taille est un des caractères manifestant le mieux l'intensité de la combustion intérieure : petite, elle entraîne une grande activité de combustion, une différence peu prononcée entre le sang veineux et le sang artériel, une grande consommation d'aliments, une faible résistance à l'abstinence; grande, elle entraîne une combustion relativement faible, une différence plus prononcée entre le sang veineux et le sang artériel, une consommation alimentaire faible, et un pouvoir plus grand de résister à l'abstinence.

Eh bien, j'ai étudié avec soin, et dans toute la série des animaux, le rapport existant entre la durée de la vie et le développement de la taille, dès lors entre la durée de la vie et la quantité d'aliments nécessaire pour soutenir l'activité; il se trouve que, dans chaque ordre du règne animal, les grandes espèces, qui brûlent moins, qui vivent plus lentement, qui consomment moins, qui introduisent moins de matières minérales que les petites, ont aussi une vieillesse moins précoce, et arrivent à un âge plus avancé.

Au lieu de comparer seulement les uns aux autres les animaux d'un même ordre, vient-on à comparer ceux d'une classe à ceux d'une autre classe analogue, on trouve des anomalies qui auraient pu empêcher de voir le fait général. D'après moi, les anomalies sont soumises à des règles, et, par ces règles, elles viennent en confirmation de la loi générale. (Voir les documents.)

Si donc la vieillesse et la mort sénile provenaient de ce que l'aliment nécessaire à l'entretien du mécanisme est accompagné de matières minérales qui en incrustent peu à peu les rouages et finissent par imposer un terme à son activité, les choses seraient exactement ce qu'elles sont. Il semble dès lors rationnel d'admettre que la cause qui vient d'être assignée à ces phénomènes est la cause vraie; c'est à dire qu'en réalité, dans l'état actuel, l'aliment nécessaire pour soutenir la vie de l'animal est accompagné d'un poison qui, pour agir avec lenteur, ne tue pas moins inévitablement [1].

Art. 2. — *Moyens qu'il paraîtrait rationnel d'employer pour reculer les bornes de la vie.*

La question est de savoir maintenant si le temps n'est pas venu où, au lieu de se laisser vieillir et mourir comme la brute, sans mettre plus d'intelligence qu'elle dans le mode d'alimentation, l'homme doit enfin faire servir à retarder l'épouvantable catastrophe de la mort, tout le savoir, toute la capacité que lui impose la science de tant de siècles, dont il reçoit l'héritage.

J'espère prouver :

Qu'en ralentissant les phénomènes de combustion lente, il est facile, chez un grand nombre d'animaux, de retarder la vieillesse et la mort sénile ;

Qu'une des conditions favorables à ce retard, l'existence écoulée dans un air peu riche en oxygène, a été naturelle avant notre époque géologique, et qu'alors, si l'on en juge

(1) Les documents à l'appui de cette Note formeront un opuscule qui se vendra séparément, je le mettrai sous presse dès que j'aurai terminé l'impression de ma chimie générale.

par leur grande taille, les animaux vivaient plus longtemps qu'aujourd'hui ;

Que, dans l'état actuel des sciences, il serait *déraisonnable* de ne pas entreprendre une large série d'expériences dans le but tant de constater avec plus de soin les phénomènes d'incrustation dans l'ensemble des animaux, que de retarder chez l'homme la vieillesse et la mort ;

Que la cause assignée dans ce Mémoire à la vieillesse et à la mort sénile étant acceptée comme vraisemblable, trois manières d'opérer devraient particulièrement être mises en usage pour reculer leur terme :

Prendre des animaux dont la vie est courte, et nourrir :

Les uns, avec ceux des aliments ordinaires qui sont plus ou moins pauvres en matières minérales incrustantes ;

D'autres avec des aliments plus ou moins privés de ces matières au moyen de dissolvants appropriés ;

D'autres encore avec des aliments ordinaires, mais à la condition d'administrer de temps à autre, à partir d'un certain âge de l'animal, des substances propres soit à dissoudre pendant la vie les matières minérales incrustantes déjà déposées, soit à les fournir en quantité insuffisante. (Voir les documents.)

ART. 3. — *Caractère zoologique permettant de prévoir, en général, l'activité des fonctions de la vie.*

Ces conséquences ne sont pas les seules qui naissent de l'influence exercée par l'activité de la combustion sur l'activité des phénomènes de la vie.

Dans chaque ordre des classifications zoologiques, une plus grande activité de combustion entraîne non-seulement une alimentation plus abondante, une aptitude moindre pour résister à l'abstinence, une incrustation plus rapide, une vieillesse plus précoce, une durée de vie moins étendue, enfin une plus grande activité de tous les phénomènes de la vie ; mais encore, par cette activité plus grande, la combustion entraîne une circulation et en général une respiration plus rapides, une moindre résistance à la mort par asphyxie, une fibrine habituellement plus abondante, des muscles mieux nourris, plus puissants, une chair plus ferme, des organes biliaires et des reins moins développés, une sécrétion de bile et d'urine moins abondante, une production de graisse plus difficile, une sensibilité, une contractilité plus prononcées, des mouvements plus fréquents, plus soutenus, une durée moindre de la gestation, de l'incubation, du développement de l'embryon, la faculté d'avoir : chez les vertébrés, un sang plus riche en globules et une température plus élevée ; chez les animaux à sang chaud, un plus grand nombre de petits, un plus grand nombre de portées ou de pontes, et, toutes choses égales, une puberté plus prompte ; etc. (Voir les documents.)

Si donc, comme je l'ai avancé, la petitesse de la taille chez les animaux d'un même ordre traduit bien le degré de combustion dont ils sont le siége, la taille sera, pour les animaux de même ordre, un caractère de la plus grande importance.

Les caractères zoologiques employés font surtout connaître la structure de l'animal, et, par la structure, le genre de vie. Ils n'apprennent rien, ou du moins on n'en a rien tiré relativement à l'activité des phénomènes de la vie. Ils font connaître dès lors surtout l'animal mort, et négligent l'animal vivant. Cette importante lacune concernant les phénomènes vitaux semble pouvoir être comblée par l'interprétation du caractère de la taille.

Ainsi donc, en zoologie comme en chimie, une transformation devrait être désormais opérée dans l'exposition des faits. Au lieu de les raconter comme s'ils étaient isolés, il faudrait enfin les rattacher à ceux d'entre eux qui sont fondamentaux ; on noterait les exceptions : leur raison serait trouvée plus tard.

DEUXIÈME MÉMOIRE.

(Il a été présenté à l'Académie des sciences le 31 octobre 1853.)

Commissaires : MM. Serres, Isidore Geoffroy-Saint-Hilaire, Andral, Velpeau.

Sur la cause générale qui me paraît régir le développement de la taille dans les animaux d'un même ordre et d'un même type ; nouvelles preuves à l'appui de la cause assignée, dans un précédent Mémoire, à la vieillesse et à la mort sénile.

D'après mes recherches sur les causes de la vieillesse et de la mort sénile, la taille manifeste l'intensité de la combustion intérieure exercée chez les différents animaux en état de vie, et, dès lors, traduit, dans les conditions ordinaires, l'activité des phénomènes d'incrustation qui, selon moi, amènent la vieillesse et la mort sénile.

Petite, la taille entraîne une grande activité de combustion, une faible résistance à l'abstinence, une grande consommation d'aliments, un grand détritus minéral, une incrustation prompte, une vieillesse précoce, une courte durée de vie.

Grande, elle entraîne une combustion relativement faible, un pouvoir plus grand de résister à l'abstinence, une consommation alimentaire faible, un faible détritus de combustion, une lente incrustation, une vieillesse tardive, une longue durée de vie.

Je veux rechercher la raison de ce rapport entre le développement de la taille et l'activité des phénomènes de combustion intérieure, partant de minéralisation, qui amènent la vieillesse et la mort ; je veux rechercher, par suite, d'où vient, dans chaque type d'un même ordre, ce rapport inverse entre le développement de la taille et la durée de la vie.

La raison du rapport me paraît simple : dans chaque

type, dans chaque ordre, si plus est grande la quantité de matière alimentaire nécessaire au soutien de la combustion, plus, dès lors, le détritus opère promptement l'incrustation qui impose un terme à la vie, plus aussi la taille est petite ; c'est que la minéralisation qui met un terme nécessaire à la vie, est la cause générale qui met un terme nécessaire à l'accroissement.

Cette manière de voir ne rend pas compte seulement du rapport général et inverse entre la durée de la vie et le développement de la taille ; elle n'est pas confirmée seulement par l'existence générale de ce rapport dans tous les ordres d'animaux ; elle fait encore prévoir et comprendre les généralisations acquises concernant l'influence qu'exercent sur la taille la vie habituelle, aquatique ou non aquatique, dans les eaux douces ou dans les eaux de mer, terrestre ou aérienne, dans les climats excessivement froids, ou dans les climats soit chauds, soit tempérés, enfin, sous l'influence de l'atmosphère actuelle ou sous l'influence d'atmosphères antérieures graduellement moins riches en oxygène. C'est ce que j'espère montrer en examinant successivement les effets de ces diverses conditions d'existence.

1° *Influence de la vie aquatique ou non aquatique.* Les espèces aquatiques ont-elles une respiration aquatique, la faible solubilité de l'oxygène dans l'eau rend cette respiration moins active que la respiration aérienne des animaux d'espèces différentes du même genre.

Les espèces aquatiques ont-elles une respiration aérienne, la structure de leur organe respiratoire, l'immersion fréquente de la tête et du corps dans l'eau, la présence plus abondante de la vapeur aqueuse dans l'air, rendent aussi chez elles la respiration moins active que chez les espèces non aquatiques des mêmes genres.

L'influence de ces causes sur la respiration devient manifeste par les caractères du sang, par ceux du foie et des reins, par la résistance à l'asphyxie et par le degré d'activité que présente la production de la graisse.

On sait que, dans les animaux, plus la respiration est bornée et l'hématose imparfaite, moins il existe de différence de couleur entre le sang de l'aorte et celui de la veine cave. C'est ainsi qu'il en existe à peine chez l'embryon, qu'elle est moins prononcée chez les reptiles et les poissons que chez les animaux à sang chaud, et moins encore chez les mammifères que chez les oiseaux.

On a vu d'ailleurs que plus l'hématose est faible, moins le sang est riche en fibrine, plus aussi le foie et les reins sont développés à l'égard des autres organes, plus est facile l'accumulation de la graisse; eh bien :

Toujours la différence entre le sang de l'aorte et celui de la veine cave est moins prononcée chez les mammifères et les oiseaux plongeurs que chez les mammifères et les oiseaux terrestres ;

Toujours les animaux aquatiques ont un sang plus veineux et moins riche en fibrine, un pouvoir plus grand pour résister à l'asphyxie, un foie et des reins proportionnellement plus développés et une facilité plus grande à produire de la graisse que les animaux non aquatiques des mêmes genres.

Dans chaque type d'un même ordre, si ma théorie est vraie, les espèces aquatiques vont donc atteindre une plus grande taille, avoir une plus longue vie que les espèces aériennes, et d'après l'observation, dans chaque type d'un même ordre du règne animal les espèces aquatiques ont une taille plus développée et une plus longue vie que les espèces non aquatiques. Prenons quelques exemples :

Aucun mammifère carnassier terrestre n'approche de la taille du phoque à trompe, du lion marin et de plusieurs autres carnassiers amphibies. Dans les carnassiers vermiformes, les loutres, genre aquatique, sont remarquables par leur taille supérieure.

Parmi les rongeurs, les hydromys, l'ondatra, le myopotame et surtout les castors, se distinguent, dans la famille des muridés, par le grand développement de leur taille. Deux genres des rongeurs cavidés se font remarquer par leur grande taille, les cabiais et les pacas ; ils se font aussi remarquer parce que seuls ils sont aquatiques. Il en est de même dans les musaraignes, quand on compare les espèces aquatiques aux espèces essentiellement terrestres.

Tous les oiseaux aquatiques ou demi-aquatiques sont de grande taille.

Chez les reptiles, les crocodiliens, groupe nettement aquatique, ont une taille beaucoup plus développée que les autres sauriens; les tortues essentiellement aquatiques, marines ou fluviatiles, atteignent en général de plus grandes dimensions que les tortues terrestres.

Des différences analogues s'observent chez les crustacés, chez les mollusques, etc.

Le savant naturaliste auquel la science doit l'importante généralisation concernant la prédominance de taille des espèces aquatiques sur les espèces terrestres, M. Isidore Geoffroy Saint-Hilaire, a même reconnu qu'en général, dans chaque ordre, le développement des dimensions paraît être en raison directe de la durée du séjour dans l'eau.

2° *Influence comparée des milieux d'eau douce ou marins.* La solubilité de l'oxygène, moindre dans l'eau salée que dans l'eau douce, rend la respiration aquatique et la respiration cutanée moins actives encore dans l'eau de mer que dans l'eau douce : les caractères du sang viennent d'ailleurs en confirmation.

Et il est constant aussi :

Que le nombre des grands poissons est bien plus considérable dans la mer que dans les fleuves et les rivières ;

Que tous les grands crustacés, tous les grands mollusques,

céphalopodes ou acéphales, appartiennent à des genres marins;

Que c'est également dans les mers qu'on trouve les grands annélides;

Qu'en général, parmi les animaux aquatiques d'un même ordre, les espèces marines sont plus grandes et vivent plus longtemps que les espèces d'eau douce.

3° *Influence de l'exercice et du renouvellement de l'air.* L'exercice, le grand air, favorisant la respiration chez les animaux, ceux qui vivent sur les arbres, ceux qui passent la majeure partie des jours dans l'exercice du vol, et dorment perchés, subissent, dans chaque genre, une combustion plus active, résistent moins à l'abstinence que ceux qui ne volent pas. La prédominance du sang artériel, à l'égard du sang veineux, montre du reste qu'il en est ainsi quant à l'activité de la combustion. Cette différence de combustion ne manque pas de se manifester par le développement de la taille et la durée de la vie.

En chaque ordre, les espèces qui vivent sur les arbres, celles qui sont organisées pour le vol, ont une vie plus courte, et, suivant l'observation de M. Isidore Geoffroy-Saint-Hilaire, une taille plus petite, non-seulement que les espèces aquatiques, mais encore que les espèces soit impropres au vol, soit essentiellement terrestres.

4° *Influence du froid excessif.* La théorie, les résultats de l'expérience, portent les chimistes à penser que, par suite de la plus grande condensation de l'air, par suite du refroidissement extérieur plus considérable, les animaux à sang chaud ne peuvent exister dans les pays excessivement froids qu'en y subissant une combustion plus active que dans les climats tempérés. En sorte que, dans ces pays excessivement froids, les détritus minéraux de combustion, les phénomènes d'incrustation seraient, toutes choses égales, plus abondants, mettraient plus tôt un terme à l'accroissement, à la durée de la vie.

Et, comme le fait observer encore M. Isidore Geoffroy-Saint-Hilaire,

Dans chaque hémisphère, les peuples remarquables par leur petite taille habitent les régions très froides : la partie septentrionale de l'hémisphère boréal, et la Terre-de-Feu dans l'hémisphère austral;

Dans les mammifères, la plupart des genres et des espèces de l'hémisphère boréal arrivent à leur maximum de taille dans les pays chauds, et à leur minimum dans les régions froides ;

Les races domestiques qui vivent dans les pays très froids, sont, dans la plupart des espèces, plus petites que celles qui vivent dans les pays chauds ou tempérés.

D'autres considérations, néanmoins, devraient intervenir pour rendre compte, d'une manière plus précise, des modifications que la taille présente dans ses rapports avec la température : leur développement fera l'objet d'un mémoire particulier.

5° *Influence de la composition de l'atmosphère.* C'est particulièrement quand on considère les animaux qui ont vécu avant l'époque géologique actuelle, que l'influence de l'activité de la combustion lente sur le développement de la taille devient tranchée, et manifeste de la manière la plus éclatante toute l'importance de cette cause.

D'un côté, l'ensemble des faits concourt à nous montrer l'atmosphère comme ayant subi, depuis les temps primitifs jusqu'à l'époque actuelle, des changements de composition qui l'ont rendue graduellement moins riche en acide carbonique et en vapeur d'eau, tandis qu'elle devenait de plus en plus riche en oxygène, agent des combustions effectuées à l'air ou dans les eaux.

D'un autre côté, quelle que soit l'influence exercée par une proportion d'oxygène plus grande que celle qui se trouve actuellement dans l'atmosphère, il paraît certain, d'après les expériences connues, qu'à mesure qu'on diminue cette proportion d'oxygène, la respiration devient de moins en moins active[1].

L'ensemble des faits concourt donc à le montrer; dans chaque genre d'animaux, la respiration avait, dans les temps antérieurs aux nôtres, moins d'activité qu'à l'époque actuelle; cette activité était d'autant plus faible, que l'on considère une époque plus reculée, et les différences ont été considérables.

Si donc mon principe est vrai, des différences considérables ayant existé dans l'activité des causes qui mettent un terme à l'accroissement des animaux vivant à notre époque, et de ceux qui ont vécu aux différentes époques géologiques antérieures, des différences correspondantes existeront concernant la taille des animaux.

Dans cette comparaison, point d'influence d'une alimentation plus ou moins abondante, point d'influence de rapport entre le développement de la taille et l'étendue des lieux d'habitation, etc. : l'influence évidente, l'influence générale sera celle de la composition de l'air.

Et ce ne seront plus des espèces et des genres qui viendront témoigner en faveur du principe ou le combattre : le règne animal entier et plusieurs séries de règnes apporteront leur témoignage.

Or, on le sait, l'observation vient de la manière la plus saisissante à l'appui du principe.

En général, et toutes choses égales, à ces époques antérieures à la nôtre, où, d'après ce principe, la combustion plus faible devait entraîner une incrustation plus lente et une taille plus développée, les animaux excitent non moins l'étonnement que l'admiration du naturaliste par leur taille plus ou moins gigantesque, et d'autant plus colossale qu'ils proviennent d'une époque plus reculée. (Voir les documents.)

Ainsi donc, les généralisations qui avaient été faites concernant le développement comparé de la taille dans les ani-

(1) Voir mon Mémoire, *Revue scientifique*, t. XXXVI, p. 97.

maux de notre époque et ceux des époques géologiques antérieures, dans les animaux d'un type qui fréquentent les eaux douces et ceux qui habitent les mers; dans les animaux des climats froids, et ceux du même genre qui appartiennent aux climats chauds ou tempérés, toutes ces généralisations, dis-je, se prévoient d'après mon principe, en reçoivent l'explication qui leur manquait, et, par lui, ne deviennent plus que des cas particuliers de ce fait général : *toutes choses semblables, dans chaque type des animaux, la taille est d'autant plus développée que la combustion, moins active, détermine une incrustation minérale plus lente, une vieillesse plus tardive, une plus longue durée de vie.*

La considération de l'activité plus ou moins grande des phénomènes de combustion lente pendant la vie des animaux nous apprend en outre *par quelle cause essentielle les formes se sont modifiées si profondément dans les époques géologiques antérieures à la nôtre.* Et comme les différences qui, dans les circonstances dont la désignation précède, s'effectuent dans le développement de la taille, s'accompagnent toujours de différences correspondantes dans la durée de la vie, ce sont autant de nouveaux faits venant en confirmation de la cause assignée, dans un précédent Mémoire, à la vieillesse et à la mort sénile.

Ce n'est pas tout :

Si telle qu'elle résulte de l'ensemble des faits constatés, la composition de l'atmosphère, aux époques géologiques antérieures à la nôtre, semble confirmer de la manière la plus satisfaisante l'exactitude de la cause générale assignée aux limites de la taille; à son tour l'exactitude de cette cause, déjà démontrée par ailleurs, prête un nouvel et important appui à l'admission des idées émises sur la composition de l'atmosphère dans les temps primitifs.

. . . .

D'autres généralisations relatives au développement de la taille pourraient être examinées, pourraient être faites.

pourraient être expliquées ; d'autres conséquences pourraient être déduites ; pour le moment, je n'ajoute qu'une seule conséquence :

Si, comme tout me paraît concourir à le prouver, les phénomènes de combustion régissent les phénomènes d'incrustation ; si par là ils régissent le développement général de la taille, surtout dans les animaux dont la période de croissance n'est qu'une courte période de la durée de la vie, il serait d'un grand intérêt pour l'agriculture qu'on voulût faire quelque chose dans le but de favoriser l'étude expérimentale des moyens que la science présente, d'une part, pour modérer les phénomènes de combustion lente dans les animaux ; d'autre part, pour retarder l'incrustation minérale sans diminuer la combustion lente.

Sans altérer d'une manière bien notable la santé, sans diminuer l'alimentation, qu'on arrive soit à diminuer la combustion lente, soit à retarder la minéralisation pendant la période d'accroissement des animaux, on aura par cela même prolongé cette période, on aura modifié certaines races de manière à les obtenir d'une plus grande taille.

A une époque où trop souvent les plus grandes conceptions ne commandent pas l'attention qu'excitent si facilement de petites choses ; à une époque où l'homme civilisé en est arrivé à ce point, qu'aux intérêts de la vanité et de la fortune il fait un sacrifice presque constant de la santé et de la vie, espérons que les mobiles mis en jeu par cette dernière face de la question, exerceront, pour favoriser les recherches expérimentales sur le développement de la taille des animaux et la durée de la vie des hommes, l'influence que n'aurait pas exercée l'intérêt de l'existence.

www.ingramcontent.com/pod-product-compliance
Ingram Content Group UK Ltd.
Pitfield, Milton Keynes, MK11 3LW, UK
UKHW020533180726
13839UKWH00005B/2495